AF311268

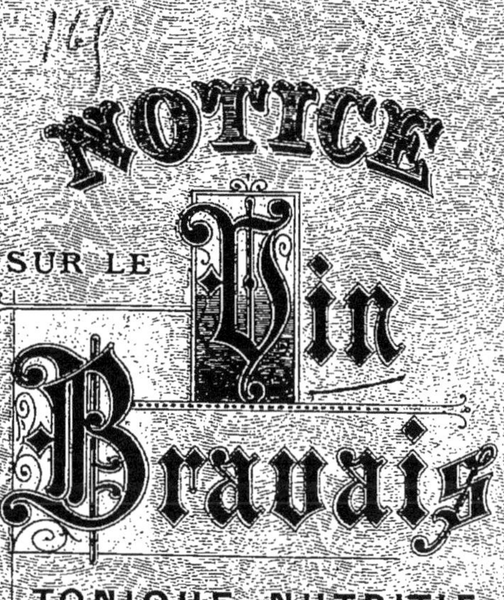

NOTICE
SUR LE Vin Bravais
TONIQUE · NUTRITIF
ET
RECONSTITUANT
AUX PRINCIPES ACTIFS

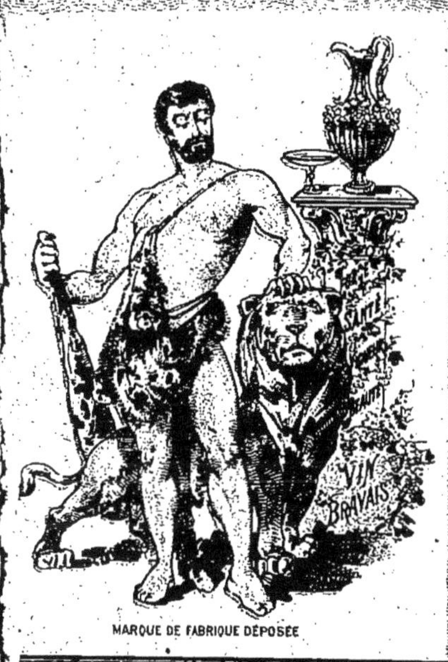

MARQUE DE FABRIQUE DÉPOSÉE
VIN BRAVAIS

du Coca, Guarana (Paullinia) et Cacao réunis
(COCAINE, CAFÉINE (ou GUARANINE) & THÉOBROMINE)
ET SUR
L'ELIXIR BRAVAIS.
(AUX MÊMES PRINCIPES ACTIFS)
PRÉPARÉS PAR
Raoul BRAVAIS Chimiste (Inventeur du FER BRAVAIS)
DÉPÔT
DANS TOUTES LES PHARMACIES DE FRANCE & DE L'ETRANGER
Usine et Fabrication au Havre (Seine Infre)

Adresser toutes demandes & renseignements
À Mrs RAOUL BRAVAIS & Cie
1, RUE CHABANAIS, PARIS

Le Vin Bravais est le plus efficace des stimulants et stomachiques
le plus agréable des fortifiants et anti-nerveux employés en médecine, et le
plus puissant des toniques connus à ce jour.
Presse Médicale et Scientifique 1887-1890

AUTRES PRODUITS DE LA MAISON RAOUL BRAVAIS ET Cie

Produits des Docteurs Forty, Quarante et J. Claparède

1° **Biscuits-Docteurs** au fer et quinquina des docteurs Quarante et Claparède, le meilleur des toniques et des ferrugineux et le plus facile à prendre pour les femmes et pour les enfants. La boîte de 60 biscuits. **3 fr. 50**

2° **Capsules de Hollande** du docteur Forty, à l'éthérolé de Genièvre, très efficace contre la gravelle, la pierre et la goutte invétérée. Le flacon avec le petit livre indiquant le traitement. . . . . . **5 fr.**

3° **Pilules anti-goutteuses du Brésil** du docteur Forty, souveraines contre les accès de goutte et de rhumatisme. Le flacon avec le petit livre indiquant le traitement . . . . **10 fr.**

4° **Esprit de Menthe** des Quarante Frères, le meilleur digestif connu. Le flacon avec le prospectus. . . . . **1 fr.**

5° **Élixir de Mélisse** des Quarante Frères, le meilleur des vulnéraires, très efficace contre les indigestions, apoplexie, migraines. Le flacon avec l'instruction. . . . . **1 fr.**

DÉPOT DES
GRANDES SOURCES du VERNET, près Vals (ARDÈCHE)
(LA PERLE DES EAUX DE TABLE).
Propriétaire des Sources : M. Raoul BRAVAIS

L'Exquise du Vernet est la meilleure, la plus limpide, la plus fraîche, la plus gazeuse et la *meilleur marché* des eaux minérales connues.

	GROS	DÉTAIL
Sources l'**Exquise**, griffon n° 1 . . . . LA CAISSE DE 50 BOUT.	**13 fr.**	**15 fr.**
(1) — **Les Nymphes,** griffon n° 2 . . . . . . —	**16 fr.**	**20 fr.**
— **La Lyonnaise** (eau médicinale), griffon n° 3 —	**25 fr.**	**30 fr.**

Franco, en gare de Niègles-Prades, près **Vals** *(Ardèche).*

(1) La marque **les Nymphes** est la source la plus recommandée et la mieux soignée comme eau de table.

NOTICE

SUR LE

VIN BRAVAIS

Tonique, Nutritif et Reconstituant

AUX PRINCIPES ACTIFS

du **COCA, GUARANA** ou PAULLINIA et **CACAO** réunis

(COCAÏNE, CAFÉINE ou Guaranine et THÉOBROMINE)

Préparé par Raoul BRAVAIS

Pharmacien-Chimiste, Inventeur du Fer Bravais.

COCA — Cocaïne. — La thérapeutique s'est enrichie depuis quelques années de plusieurs découvertes bien précieuses et rendant d'immenses services à la science. Au premier rang il faut citer le COCA (1), d'où on extrait la *Cocaïne*.

Tout le monde connaît aujourd'hui les merveilleuses propriétés du Coca *(Coca du Pérou)* (2), où l'on sait que les habitants font, depuis un

---

(1) *Erythroxilon Coca. S. M.* Suivant plusieurs auteurs nous avons conservé la dénomination masculine, qui est la seule rationnelle, on dit : le Quinquina, le Paullinia, le Coca, etc., etc.

(2) On lit dans le *Grand Dictionnaire du XIXe siècle* de P. Larousse :

« COCA de l'*Aymara kkoka* (plante par excellence). — L'attention publique a été attirée, dans ces derniers temps, sur un végétal péruvien dont l'histoire présentait des particularités presque merveilleuses; c'est le Coca *(Erythroxilon Coca)*, qui appartient à la famille des erythroxilées. Cet arbrisseau atteint rarement 1ᵐ50 de hauteur et forme des rameaux touffus. Ses feuilles sont alternes; leur pétiole est court, leur limbe ovale, aigu et trinervé, elles ont environ 0.04 de longueur et 0.025 de largeur. Les fleurs petites et nombreuses se développent sur des appendices tuberculeux qui couvrent les jeunes pousses. Elles ont un calice persistant à cinq dents, une corolle à cinq pétales à onglet, dix étamines monadelphes. L'ovaire est supère et à trois loges, il est surmonté de trois styles. Enfin, le fruit est un drupe rouge oblong, à une loge monosperme accompagnée de deux loges avortées.

« Le Coca habite la vallée humide des Andes et on le cultive dans les terrains frais.

« C'était, dit *Thiébaut de Berneaud*, la plante sacrée des Péruviens. Dès la plus temps immémorial, un grand usage des feuilles de ce végétal, en les mastiquant mélangées avec de la craie en poudre.

Cet usage est devenu général dans ce pays et dans d'autres contrées de l'Amérique du Sud, à cause de la propriété remarquable, absolument reconnue depuis longtemps, que possèdent les feuilles du Coca, de rétablir les forces et de stimuler le système nerveux.

Les auteurs qui se sont occupés du Coca sont unanimes à dire que la feuille de ce végétal contient par son alcaloïde principal, la Cocaïne, un principe très nutritif, sous un petit volume, et il est établi que les ouvriers qui font usage du Coca peuvent, par ce secours, se passer longtemps de nourriture, même en se livrant aux travaux les plus rudes.

Le docteur Ch. HALLER dit qu'à la conquête du Pérou par les Espagnols, l'usage de mâcher du Coca était si répandu que *la plante remplaçait l'argent et servait aux échanges commerciaux.*

Il ajoute que le Coca possède deux propriétés particulières : il diminue la sensation de la faim et prévient la gêne de la respiration que l'on éprouve en gravissant les montagnes élevées.

TSCHUDI en recommande l'usage aux marins, comme un moyen rafraîchissant et nutritif à la fois.

Il a remarqué parmi les Indiens adonnés aux Coca *l'absence complète d'affections scrofuleuses ou cutanées et une parfaite conservation des dents.*

---

haute antiquité elle fut réservée par les Incas pour leurs grandes solennités nationales; on la brûlait sur les autels du soleil; quand sa vapeur parfumée montait en colonnes légères et se résolvait en nuages sur la tête du sacrificateur, les vœux que l'on adressait à l'astre brillant du jour ne tardaient pas à s'accomplir. Elle était encore employée hors du temple, tantôt comme philthre amoureux, tantôt comme panacée à tous les maux, comme remède certain pour le prompt rétablissement des forces abattues. On en usait aussi pour se préserver de commettre des fautes ; on en présentait au moribond et lorsqu'il pouvait en exprimer le jus avec les lèvres ou les dents on était assuré de l'arracher à la mort. Son influence sur le bonheur de la vie était telle qu'un indigène de l'un ou l'autre sexe, riche ou pauvre, se croit encore aujourd'hui menacé des plus grandes infortunes quand il est privé du Coca; aussi chacun en porte-t-il sur soi une certaine quantité contenue dans un sachet qu'il tient pendu à son cou ou bien attaché à sa ceinture, semblable à ce Népenthès tant vanté par Homère. Le Coca chasse les noirs chagrins, les soucis dévorants, les craintes inquiètes, il calme la colère, sèche les larmes cuisantes, dissipe le vague de l'âme qui veut être mieux et n'est jamais bien, il réconcilie l'homme avec lui-même, il lui montre l'Espérance aux ailes dorées lui tendant les bras. »

Voilà assurément une plante que l'on peut qualifier de divine; aussi son histoire

Il recommande le Coca comme un stomachique puissant, calmant et nutritif tout à la fois, et il le regarde comme très utile dans les cas de mauvaise digestion, ainsi que dans les constipations, les coliques et les phénomènes hypocondriaques qui accompagnent les digestions paresseuses.

Le docteur FRANCKL DE MARIENBAD *(Journal de Pharmacie et de Chimie)* dit que le Coca du Pérou est une plante depuis longtemps connue des Espagnols. Un pharmacien de Vienne, ayant reçu du célèbre voyageur Tschudi une certaine quantité de cette substance, en donna à M. Franckl, qui put ainsi l'expérimenter sur lui-même. Il conclut que le Coca est un excellent stomachique, qui ne produit aucune excitation du système nerveux ni de l'appareil circulatoire.

Le docteur LABRIE a employé plusieurs fois, avec le plus grand succès, le principe actif du Coca contre la coqueluche.

Le docteur HANTZ l'a employé avec succès contre le mal de mer.

Le docteur ORRO, qui l'a employé aussi dans le même cas, dit qu'il a obtenu des résultats des plus satisfaisants, notamment dans cinq voyages à bord du vapeur de Lloyd *l'Ems*.

Dans *Berl. Klin. Wochensch* (31 août), le docteur MANASTEIN, de Saint-Pétersbourg, a donné des exemples de l'effet produit par la Cocaïne dans le mal de mer. Il en conclut que son usage a été suivi des meilleurs résultats.

Nous n'en finirions pas s'il nous fallait citer tous les auteurs qui se

---

remonte-t-elle jusqu'aux temps mythologiques du Pérou, où ses feuilles commencent à jouer un rôle important.

« Les Incas, dit M. Gosse, s'en réservaient le monopole exclusif; ils les distribuaient comme faveur spéciale à leur noblesse et aux chefs étrangers qui se soumettaient volontairement à leurs lois. Elles étaient aussi l'apanage des prêtres du Soleil, et la superstition populaire les transforma même en un symbole de la divinité. Les conquérants espagnols survinrent, et, tout en anéantissant la famille des Incas, ainsi que la caste des prêtres, n'abandonnèrent pas les privilèges que ceux-ci possédaient.

« Ils exploitèrent, exclusivement à leur profit, la culture de la Coca, en popularisèrent la consommation parmi les classes inférieures et en fournirent aux administrations des quantités considérables. »

Ces citations, que nous pourrions multiplier, expliquent suffisamment pourquoi le Coca est, dans l'Amérique du Sud, l'objet d'une sorte de culte; pourquoi aussi l'on s'est demandé s'il n'y aurait pas avantage à introduire en Europe un végétal aussi précieux, tout en faisant la part de l'exagération apportée dans les éloges qu'on lui a prodigués. La Société d'acclimatation s'est occupée de ce sujet à diverses reprises. Les communications qui lui ont été adressées par MM. Colpaërt, Gosse, Pigeaux, Raymondi et sont occupés du Coca et de la Cocaïne, mais nous nous plaisons à citer en premières lignes nos maîtres célèbres, GUBLER, BOUCHARDAT, GUIBOURG, BORDIER, etc., etc., pour lesquels le Coca est un médicament des plus efficaces, si on y joint les travaux si remarquables et les communications si importantes des docteurs GAZEAUX, FAUVEL, RICHELOT, MORENO, OBERSTEINER, VULPIAN, LIPPMANN, BIGNON, FUENTÈS, MERCK, SKRAUP, POLENSKE, ELLER, WOOD, GRESEL, WILLIAMS, LABORDE, HANTZ, EINHORN, CHASTAING, PANNUS, etc., etc., nous aurons cité les travaux les plus importants, mais non les plus nombreux qui ont été faits et se traitent encore sur le Coca et ses alcaloïdes.

Disons en terminant que ce n'est pas sans raison que les habitants de l'Amérique du Sud ont fait autour du Coca une sorte de légende, qui s'est perpétuée jusqu'à nos jours, en attribuant à cette plante, entre autres propriétés merveilleuses, celles d'assurer leur existence, de les garantir contre toutes maladies et de prolonger leur longévité. Toutes leurs traditions profanes et sacrées renferment des récits extraordinaires de rétablissements de forces abattues et de tonification du système alimentaire.

Les Incas l'employaient dans leurs cérémonies nationales comme plante sacrée et la faisaient prendre comme panacée universelle.

De nos jours, la thérapeutique, tout en tenant compte et en dégageant ce qu'il y avait d'exagéré dans les vertus attribuées au Coca, en a fait, avec juste raison, un produit incomparable comme **tonique** et

---

autres présentent des détails pleins d'intérêt que nous résumerons ici sommairement.

Il existe au Pérou, d'après M. E. Colpaërt, deux grandes contrées où l'on cultive le Coca : l'une est la vallée de Santa-Ana, l'autre est la province de Carabaya. Cette dernière fournit la qualité la plus estimée. Du reste, il existe des sortes assez nombreuses de Coca, qui sont dues, soit à la nature du sol, au climat, à l'exposition, etc., soit aux différentes espèces ou variétés du végétal qui la produit. Le Coca se sème en pépinières ; après avoir préparé le sol comme à l'ordinaire, on répand la graine à la surface, puis on la mélange à la terre simplement avec un balai.

Pour protéger le semis contre les oiseaux, qui sont très friands de la graine, on la recouvre le matin avec des toiles que l'on enlève quand le soleil est dans toute sa force, mais alors on a soin de placer quelqu'un dont l'unique fonction est d'écarter les volatiles ; on arrose souvent, car le Coca exige beaucoup d'humidité, on repique les plantes par touffes lorsqu'elles ont atteint un pied de hauteur et on les butte à la hauteur de 0.10. Tous les deux ou trois mois au plus on donne une façon pour détruire les mauvaises herbes. A la fin de l'année, on peut faire une première récolte de feuilles, mais celle-ci est peu abondante. Au bout de deux ans, l'arbuste est dans toute sa force et la production atteint son maximum.

réparateur des forces musculaires, le plaçant au premier rang des **antidéperditeurs.**

Ainsi que je l'ai cité dans un autre ouvrage, le Coca a été introduit en France depuis quelques années seulement, mais nous pouvons dire hautement que, pendant que le monde médical est captivé par les vertus curatives de ce précieux médicament, dont les expérimentations nouvelles étonnent, par les résultats obtenus, le public, enthousiasmé avec raison, suit avec la plus grande attention le courant scientifique qui en résulte et qui amène toujours une nouvelle affirmation en faveur de cet incomparable produit, dépassant tous les **toniques connus à ce jour et les remplaçant avec le plus grand avantage dans toutes leurs applications.**

Faire l'éloge du Coca, c'est faire l'éloge de la Cocaïne, qui en représente les propriétés actives sous un petit volume.

Dans le **VIN BRAVAIS,** nous avons en partie laissé de côté l'hygrine, qui représente seulement les principes aromatiques de la plante, les résines âcres qui n'ont aucune action thérapeutique, et qui, insolubles dans le vin obtenu par les procédés ordinaires, restent sur le filtre avec tous les autres produits insolubles.

La plupart des échantillons qui sont envoyés en Europe sont le plus souvent éventés, détériorés par le transport ou l'eau de mer, et, par ce fait, perdent la plus grande partie de leur richesse en principes actifs ou alcaloïdes et ne peuvent, par conséquent, fournir que des prépara-

---

Lorsque la feuille est mûre, elle tombe d'elle-même, ce qu'il faut éviter. On doit la cueillir feuille à feuille et la faire sécher à un degré convenable, car une trop forte chaleur la réduirait en poudre. Ce sont les femmes et les enfants qu'on charge de ce travail. Quant aux usages et aux propriétés du Coca, voilà ce que disait, il y a plus de trente ans, Thiébeaud de Berneaud :

« Les feuilles fraîchement cueillies de cette plante se mêlent avec un peu de terre calcaire ou des semences de Quinoa ; on les roule en boule que l'on tient le plus longtemps possible dans la bouche et on les mâche trois fois par jour, le matin, à midi et le soir. Le malheureux condamné à l'exploitation des mines, ainsi que l'indigent à moitié nu, n'ayant pour nourriture qu'un peu de maïs et quelques pommes de terre, le laboureur au sein de ses rustiques travaux, ainsi que le pâtre suivant ses troupeaux dans les pampas et les déserts, sur les sommets glacés des Andes, supportent leur misère avec patience, oublient leurs fatigues avec joie s'ils ont sur eux quelques feuilles de Coca.

« L'odeur qu'elles exhalent est agréable ; tenues dans la bouche, elles l'entretiennent dans une bienfaisante fraîcheur, tandis qu'elles donnent du ton à l'estomac et à toutes les habitudes du corps ; elles rappellent le sommeil qu'elles bercent incontinent de doux et riants mensonges.

tions infidèles, étant traitées par les procédés ordinaires des formules employées à ce jour.

Pour remédier à cet état de choses, j'ai cru devoir faire extraire du Coca, au pays d'origine même, les produits actifs qui le composent, et, par un dosage complet et scrupuleux, remplacer tout ce qui pourrait manquer dans une préparation faite avec des plantes qui auraient perdu, par le fait d'un voyage prolongé, la plus grande partie de leurs propriétés actives et curatives (1).

De cette étude, du reste, résulte dans la préparation du **VIN BRAVAIS** une supériorité considérable sur tous les produits similaires : 1° à cause du dosage ci-dessus indiqué; 2° de la supériorité du vin qui reste exquis au goûter et dont la **saveur** est à peine, sinon pas du tout, modifiée par l'introduction des produits médicamenteux actifs.

La Cocaïne (comme nous l'avons dit d'autre part dans notre brochure sur la médication anti-microbienne, suivant la méthode de notre illustre savant, M. PASTEUR) (2), la Cocaïne, substance éminemment tonique, appartient à cette classe de médicaments dynamisants ou dynamophores qui sont réputés **antidéperditeurs**, tels que le Café, le Thé, le Cacao, le *Paullinia* (ou *Guarana*); ils possèdent l'attribut essentiel du véritable médicament, c'est-à-dire qu'ils sont doués de cette action dynamique qui réveille l'activité organique et s'adresse directement au mouvement fonctionnel (3).

« Les Indiens l'emploient à l'intérieur contre les hémorrhagies, les plaies, les ulcères, les maux de tête, les névralgies. Le voyageur qui parcourt l'intérieur de ce pays fera bien de se munir d'une bonne provision de Coca, c'est la meilleure monnaie et celle qui a le plus de vogue. A la Paz, le Coca vaut 3 ou 4 fr.; à Paris, il se vend 32 fr. le kilog. La production annuelle s'élève, en Bolivie, à 7 millions de kilogr. »

(1) *Formulaire des nouveaux remèdes*, année 1889-90; Drs G. Bardet, Delpech, etc. On lit, page 51 :

« Les feuilles de Coca sont très parfumées, elles renferment une grande quantité de résine aromatique, 7 à 8 % de Cocaïne quand elles sont fraîches; de l'Hygrine, de la Cocamine, et des ammoniaques composés divers, quand elles sont altérées.

« Les feuilles de Coca, traitées en Europe, sont toujours plus ou moins altérées par le transport; aussi leur rendement en Cocaïne est-il faible, 0,5 à 2 % environ, et contiennent-elles toujours *des principes ammoniacaux*, et surtout de l'HYGRINE, base huileuse à odeur forte et *très caustique, jusqu'à présent inutilisée*, etc. »

(2) *Présentation faite par les inventeurs, MM. Andrieux et Bravais, à l'Académie de médecine, le 14 août 1883 et à l'Académie des sciences ainsi qu'à plusieurs autres Sociétés savantes dans la même semaine.* (Paris, août 1883).

(3) Alcaloïde du Coca : ce produit, introduit depuis quelques mois à peine dans

Ce sont des agents propres à entretenir l'état physiologique et exciter la nutrition, à soutenir les forces.

La Cocaïne produit de *grands effets avec une dose minime ;* elle est même plus active que ses similaires, la **Théïne**, la **Caféïne** et la **Théobromine**.

La Cocaïne a de plus, comme effet remarquablement extraordinaire, la propriété **d'empêcher dans plusieurs maladies graves la désassimilation de la musculine et elle facilite l'excrétion de l'urée** (opinions de RABUTEAU et des savants qui se sont occupés du Coca).

Elle augmente la quantité de suc gastrique et active la secrétion urinaire.

Elle tonifie le système nerveux sans l'exciter. Gubler, que nous nous plaisons à citer, parce qu'il représente avec plus d'autorité les idées de l'école, écrit que la Cocaïne est éminemment utile pour soutenir les forces chez les sujets qu'une affection du tube digestif a jetés dans le marasme ou dont le système nerveux est épuisé par toute autre cause.

GUARANA (**Paullinia**) — (GUARANINE, CAFÉÏNE), son extraction par Bochefontaine et Ganet (*Journal de Pharmacie et de Chimie*, vol. II, page 140) (1), préconisé par les docteurs Récamier, Monod, Cruverlier, Trousseau, etc., etc.

---

la thérapeutique, représente certainement l'une des plus belles conquêtes de l'art de guérir (Dr G. Bardet et A. Delpech. — *Les N* Rem.*, 2e vol., p. 28).

Peu de médicaments, dit le docteur A. Erlenmeyer, ont conquis une vogue aussi rapide, et, on peut le dire sans crainte d'être contredit, aussi justifiée que la Cocaïne. En tant qu'anesthésique local le nouvel agent thérapeutique a fait et fait encore merveille, et, quand il est manié avec prudence, son emploi n'entraine qu'exceptionnellement des dangers sérieux, qu'on trouve d'ailleurs à combattre par des moyens appropriés.

Mais la Cocaïne n'est pas employée seulement comme agent d'anesthésie locale, elle possède au plus haut degré les propriétés toniques et stimulantes de la plante dont elle est tirée.

C'est une notion devenue banale que le Coca, comme le Café, le Thé, etc., rentre dans la catégorie des agents dits d'épargne, doués de la propriété d'enrayer la denutrition des tissus. C'est à la Cocaïne que le Coca est en majeure partie, sinon en totalité, redevable de cette propriété dont les Indiens de l'Amérique du Sud savent tirer un parti si utile pour résister aux fatigues des longues marches (*N* Rem.*, 2e vol., p. 357).

(1) On triture 5 gr. de Guarana réduit en poudre fine avec un gr. de magnésie

Le *PAULLINIA (Guarana du Pérou)* (1) vient en deuxième ligne ajouter son action tonique, fortifiante et antinévralgique, à la composition du **VIN BRAVAIS**. Ce produit, un des plus précieux agents thérapeutiques, toujours semblable à lui-même, est aussi un des plus puissants toniques et un des médicaments les plus efficaces comme antidéperditeurs.

Son effet, agissant plus particulièrement sur l'estomac, exerce principalement son action sur les crampes et douleurs d'estomac et est le médicament par excellence contre les migraines, douleurs de tête, névralgies de l'estomac, de la tête, des intestins, etc.

Le Guarana (ou Paullinia comme on le sait) produit en abondance le tannate de Caféïne ou Guaranine, la Caféïne surtout, et en plus grande quantité que le Café. Pour ce produit, j'ai suivi la même méthode que pour le Coca en ajoutant la dose d'alcaloïde (Caféïne) qui devrait exister dans le Guaranà pur, mais qui n'existe pas toujours dans les échantillons commerciaux. Je suis arrivé à fournir, par un dosage exact de ce médicament, la quantité de principe actif qu'il comporte, en y associant, dans une certaine proportion, la **Caféïne**.

CAFÉINE. — Les propriétés de la Caféïne, principe actif, tonique et nutritif du Café et du Paullinia, sont connus de tout le monde ; c'est aussi un produit d'une tonicité considérable et dont

---

calcinée, puis le tout est humecté avec un peu d'eau. La pâte grise au moment du mélange est abandonnée à elle-même pendant vingt-quatre heures ; au bout de ce temps elle a pris une couleur rouge acajou caractéristique. On l'épuise alors en trois fois dans une allonge au moyen de 40 gr. de chloroforme bouillant.

Le chloroforme chargé des principes qu'il a dissout est distillé à la trompe. On dissout avec l'eau bouillante l'alcaloïde encore impur attaché aux parois du ballon sous forme d'un dépôt blanchâtre en grande partie composé de cristaux. On filtre et on soumet à l'évaporation sur (SO³.HO).

On obtient ainsi après plusieurs cristallisations successives de magnifiques cristaux incolores, acidulés, soyeux qui se rassemblent en belles houppes blanches ou en faisceaux brillants. MM. Bochefontaine et Ganet ont retiré 4 gr. 50 environ de Guaranine pure pour cent de Guarana. Le Guarana commercial a été trouvé aussi riche en Guaranine que le Guarana des Indigènes, ce qui indiquait pour cette expérience la bonne qualité de l'échantillon essayé.

(1) Le Guarana ou Paullinia est un mélange composé par les Indiens Guaranis du Para, dont le principe actif est l'embryron du Paullinia Sorbilis, Mart. de la famille des Sapindacés, mélangé au Cacao et à la Farine de Manioc. Cette substance est dure, d'un rouge brun marqué de points blancs, son odeur est peu marquée et

l'heureuse association avec le Coca et la Cocaïne, le Guarana et le Cacao et son principe actif la Théobromine, nous ont donné des résultats merveilleux dans nos nombreuses expérimentations.

Tout le monde connaît les magnifiques travaux faits sur la Caféine. Nous pouvons citer HEMER, qui a trouvé 1 gr. 20 de Caféine pour cent dans le caféier torréfié ; LANGEARD, qui en a reconnu toutes les propriétés et l'a citée comme contre-poison des moules et de certains poisons vénéneux : le curare, la ciguë et probablement les champignons.

Nous pouvons citer aussi les observations importantes du docteur HUCHARD (1887), et celles de TANRET, sur la propriété singulière que possèdent les acides benzoïques, cinnamiques, de faciliter les dissolutions aqueuses de la Caféine.

Nous nous sommes appuyés sur ces données pour tenir en dissolution nos alcaloïdes dans le **VIN BRAVAIS** ; bien que celui-ci possède un degré alcoolique suffisant (17° environ), nous avons additionné nos solutions alcaloïdes d'une légère quantité de benzoate de soude, à cause des tannins que contiennent le Guarana et le Coca, pour éviter des précipitations et conserver à notre produit tous les principes actifs en dissolution parfaite.

Citons encore les remarquables travaux du docteur Adolphe DUMAS sur la Caféine *(Bulletin de Thérapeutique, septembre 1886)* (1), et que je voudrais pouvoir publier en entier :

« Découverte d'abord dans le Café, retirée ensuite du Thé, du Maté,
« du Paullinia et récemment du *Sterculia Kola*, la Caféine est

---

rappelle celle du Chocolat, sa saveur un peu astringenté laisse ensuite un parfum agréable. Elle renferme de l'Amidon, de la Gomme, une Huile verte, des Huiles volatiles, du Tannate de Caféine, de la Guaranine, etc. La Caféine s'y trouve dans la proportion de 4,3 à 5,7 °/₀ ; c'est à cet alcaloïde que le Guarana doit toute sa valeur thérapeutique ; il importe donc que ce médicament, devant titrer pour être actif environ 4 °/₀ de son poids de Caféine, ne soit employé qu'après dosage. Voilà un excellent procédé de dosage dû à M. Moisan.

Faire avec le Guarana une infusion qu'on précipite par le sous-acétate de plomb ; on ajoute en suite de l'ammoniaque au liquide et on débarrasse la liqueur filtrée de l'excès de plomb au moyen de l'hydrogène sulfuré. On évapore à siccité, puis le résidu est repris par l'alcool qu'on abandonne à l'évaporation après l'avoir filtré.

Les cristaux ainsi obtenus sont purifiés par expression et cristallisation nouvelle ; on chauffe modérément pour sublimer la Caféine.

(1) M. le Docteur Adolphe Dumas m'a fait l'honneur de me recevoir en 1888 et de m'expliquer de vive voix les belles expériences qu'il a faites avec la Caféine.

« reconnue aujourd'hui comme un des meilleurs médicaments car-
« diaques et placée à côté de la digitale. »

Et plus loin : « En résumé, et depuis les récentes études des doc-
« teurs Giraud et Leblond, entreprises sous l'inspiration de leurs
« maîtres, MM. Lépine et Huchard, la Caféine augmente considérable-
« ment l'énergie des battements cardiaques. C'est donc un tonique du
« cœur, ce que la clinique avait déjà démontré. »

CACAO — Théobromine (1). — La Théobromine, prin-
cipe actif du *Cacao* et associé avec lui, complète la série des produits
éminemment **toniques, nutritifs et reconstituants** que nous
avons associés ensemble.

Tout le monde connaît le succès et la valeur thérapeutique des vins
de quinquina à base de Cacao. Nous croyons avoir trouvé une association non moins heureuse en combinant directement les produits que
nous venons de citer avec leurs alcaloïdes, le tout mis en contact direct
et intime avec un Vin de *premier choix, supérieur à tous ceux employés
jusqu'à présent*. De cette heureuse association est né le produit
appelé **VIN BRAVAIS**, que nous sommes heureux de voir
accueillir avec la plus grande faveur par le corps médical, persuadé
qu'il n'existe aucune préparation ayant atteint le degré de perfection
dans l'heureuse combinaison d'un médicament aussi efficace et se com-
plétant par lui-même.

VIN. — Pour un médicament aussi important, et des produits
d'une si grande valeur, le choix d'un vin de première qualité s'impo-
sait absolument.

Nous avons vu, en plusieurs circonstances, avec le plus grand éton-
nement, le médecin ne pas se préoccuper suffisamment de la qualité
du véhicule destiné à faire absorber le médicament, et si nous sommes
loin de l'époque où la matière médicale n'avait à son service que des
médicaments d'un goût désagréable et repoussant, nous trouvons que
beaucoup de praticiens acceptent encore trop facilement des produits
composés, dont l'excipient est souvent inférieur, pour ne pas dire autre
chose.

---

(1) *Theobroma cacao*, de Θεος (Dieu) et βρωμα (aliment) : aliment des dieux
(Byttneriacées).

Malheureusement, la plupart de ces produits échappant le plus souvent à l'analyse, ne laissent à l'expérimentation que le moyen de la dégustation, moyen bien insuffisant, comme on le sait, par suite des mélanges qui, le plus souvent, en ont modifié ou dénaturé l'origine vicieuse (1).

Tout le monde sait, du reste, que le **vin de première qualité** est, d'après tous les savants de l'antiquité, comme ceux de nos jours, le premier et le meilleur des réconfortants (2), le véhicule le plus riche en produits naturels toniques et fortifiants et le revivifiant par excellence.

Il est par conséquent le médicament qui se prend avec le plus de facilité et le plus agréable à faire accepter aux malades et aux *bien portants* (3).

Forts de ce principe, nous nous sommes attachés à fournir, pour notre produit, un excellent *Vin de liqueur* (vin de vendange), présentant toutes les garanties de pureté et de qualité irréprochables, récolté pour ainsi dire sous nos yeux et sous notre surveillance spéciale (4), vin tenant par ses principes et sa composition des qualités les plus recherchées du **Moscatel, Malaga, Alicante, Frontignan**, etc., et possédant un bouquet et une finesse qui, en dehors du médicament dont le goût est à peine perceptible, le feront rechercher par les gourmets les plus délicats.

J'ai nommé le **Pedro-Ximenez,** qui est le roi des vins de liqueur d'Espagne (5).

---

(1) Pour être de bonne qualité, un vin doit réunir toutes les exigences qu'indiquait l'école de Salerne, c'est-à-dire qu'il doit offrir une limpidité parfaite, une couleur pure, une odeur suave et une saveur franche et agréable, être miscible en toutes proportions à l'eau sans se décomposer ni perdre de ses qualités, etc.

(*L'Officine,* formulaire pharmaceutique; Vins médicinaux, p. 974.)

(2) Hippocrate, Galien, Ambroise Paré, Liebig, Bouchardat, etc.

(3) « *Si nocturna tibi noceat potatio vini, hoc ter mane bibas iterum et fuerit medicina.* » (Axiome de l'école de Salerne.)

(4) Le groupe des vins doux comprend plusieurs variétés, parmi lesquelles il faut citer le Pedro-Ximenez, le Moscatel, le Tintilla de Rota.

Pour préparer le vin doux, le raisin est cueilli en pleine maturité, puis transporté sur des paillassons en sparterie, étendus sur le sol; la grappe reste ainsi exposée au soleil dix et même quinze jours, suivant le degré de sucre qu'on veut obtenir, il est porté ensuite au pressoir. Dans ces vins doux d'Andalousie, il faut comprendre aussi le Malaga, le Pajarète, etc., etc.

(5) Le vin de Pedro-Ximenez, par son bouquet, sa finesse, sa couleur et sa composition entre dans la préparation de tous les vins de liqueur d'Espagne, Xérès, Madère, Moscatel, etc., pour leur fournir de la couleur, de l'arôme et de la finesse, etc.

Pour nous résumer, nous avons introduit dans la thérapeutique un médicament nouveau, parfaitement dosé, et additionné de la partie des alcaloïdes ou principes actifs qui pourraient avoir été détruits en tout ou partie par les détériorations successives que nous avons indiquées d'autre part.

Et cette combinaison heureuse sera, nous l'espérons, entre les mains des médecins, un précieux auxiliaire dans l'art de **guérir agréablement.**

Le **VIN BRAVAIS** trouvera son application dans toutes les circonstances où il faudra relever les forces épuisées ou affaiblies, dans les cas surtout de **Chlorose, Anémie, Convalescence, Maladies de l'estomac, des voies respiratoires, de la gorge, du larynx, fièvres intermittentes, etc., etc.**

Les vieillards et les convalescents retrouveront des forces nouvelles par l'usage prolongé du **VIN BRAVAIS.**

Les mères soucieuses de la santé de leurs enfants devront avoir toujours chez elles une bouteille de **VIN BRAVAIS** et leur en faire prendre, matin et soir, une petite quantité.

Le **VIN BRAVAIS** relèvera leurs forces, affermira leur santé, toujours compromise par les jeux et les fatigues de l'enfance.

Il facilitera la croissance en donnant de la vigueur aux muscles et à tout le système nerveux si délicat des enfants. Combien ne remplacera-t-il pas de flacons de sirop antiscorbutique et d'huile de foie de morue, produits si repoussants à avaler, qui rendent le plus souvent *malades les enfants à peu près bien portants.*

Les femmes délicates, affaiblies, nerveuses, anémiques ou chlorotiques retrouveront la santé, la fraîcheur et la beauté par l'usage du **VIN BRAVAIS** (un verre à Madère matin et soir).

Les chanteurs, les artistes lyriques ou dramatiques, les professeurs, orateurs, prédicateurs, avocats, les commissaires-priseurs, tous ceux en un mot qui ont pour profession de parler en public, seront guéris ou trouveront un soulagement immédiat à la fatigue des cordes vocales, en faisant un usage journalier du **VIN BRAVAIS** (trois verres à Bordeaux par jour).

Les habitants des grandes villes, ceux qui séjournent au bord de la mer ou des rivières, se trouveront garantis des enrouements causés par les brouillards et de leurs effets pernicieux sur les VOIES RESPIRA-TOIRES et les *affections de la gorge, du larynx, des bronches et des poumons*, par l'usage quotidien du **VIN BRAVAIS** (deux ou trois verres à Bordeaux par jour, le soir de préférence).

Pour les personnes ayant des défaillances, tiraillements d'estomac, mauvaise haleine ou mauvais goût dans la bouche en se levant, pesanteur de tête, migraine, le **VIN BRAVAIS** sera très efficace en en prenant un verre à Bordeaux ou deux le *matin en se levant*.

Enfin, à cause de l'heureuse association du Paullinia (Guarana), du Coca, du Cacao et leurs alcaloïdes — Guaranine (ou Caféine), Cocaïne et Théobromine — les personnes atteintes de **Névralgies, Migraines, Maux de tête et d'estomac** (Gastralgies, Gastrites, etc.), éprouveront un soulagement immédiat et trouveront une guérison complète de ces maladies si redoutables par l'usage fréquent et prolongé du **VIN BRAVAIS**.

DOSES :

1° Un verre à Bordeaux, pour les personnes d'un certain âge, après chaque repas, ou le matin et le soir, suivant les indications ci-contre ;

2° Un verre à Madère ou à liqueur, trois ou quatre fois par jour, pour les dames et pour les jeunes enfants (consulter son médecin sur l'opportunité des heures auxquelles on doit faire prendre le **VIN BRAVAIS**, et pour les doses).

GOBELET-MESURE

Breveté S. G D. G., décoré par BACCARAT

Enfin, nous croyons avoir apporté une innovation bien importante pour doser le **VIN BRAVAIS**, et nous espérons qu'elle sera vivement appréciée des médecins et des malades.

Cette innovation, que nous avons fait breveter S. G. D. G., consiste en un petit verre gradué, servant de capsule à la bouteille, et portant trois divisions répondant à toutes les indications que nous venons d'énumérer plus haut.

Le verre plein, pour les personnes *fortes et les adultes ;* le verre jusqu'à la première division, pour les personnes délicates, les femmes chétives, les convalescents, les vieillards et les enfants d'un certain âge, et enfin le verre à partir de la seconde division, pour les enfants en bas âge.

Nous ajoutons que cet élégant petit verre en cristal de Baccarat fera la joie des enfants qui le collectionneront comme souvenir, et que les mamans mettront à la place d'honneur, sur l'étagère de famille, ce précieux gobelet qui aura versé dans leur demeure la gaîté, la fraîcheur et la santé.

Raoul BRAVAIS,

CHIMISTE,

Lauréat de l'Ecole de Médecine et de Pharmacie de Rouen ; Lauréat de l'Ecole Supérieure des Sciences et Lettres de la Seine-Inférieure ; Membre de la Société des Amis des Sciences naturelles de Rouen ; Membre de la Société d'Hygiène de Paris (Section de Chimie), etc.; Membre de l'Académie Nationale, Al^e, Mr^e et Cl^e de Paris et de plusieurs Sociétés savantes; Auteur de plusieurs Ouvrages scientifiques; Inventeur du Fer Dialysé Bravais; Chevalier de la Couronne d'Italie, de Saint Silvestre et du Christ de Portugal ; Officier de l'Ordre du Nischam, etc. — Récompensé de plus de trente médailles ou diplômes d'honneur aux diverses expositions, etc.

RAPPORT DE M. LE DOCTEUR GÉRARD

A L'ACADÉMIE NATIONALE, AGRICOLE, MANUFACTURIÈRE ET COMMERCIALE

(Juin 1888)

M. Bravais est un chercheur, ce qui est bien, mais ce qui est mieux, c'est qu'il trouve toujours d'excellents produits pour la confection de ses nombreuses spécialités pharmaco-dynamiques. On pourrait dire qu'il a la main heureuse ; mais je crois volontiers qu'il connaît parfaitement les besoins de notre époque, et qu'il sait ce qui convient à nos nerfs émoussés pour les rappeler à leur diapason normal.

Aujourd'hui, M. Bravais nous présente un vin absolument irréprochable à tous les points de vue ; c'est d'ailleurs un merveilleux tonique par les éléments qui le constituent : Coca, Guarana et Cacao, dont les alcaloïdes ont acquis une réputation justifiée ; il sait débarrasser ces agents des résines âcres, qui leur sont absolument inutiles au double point de vue alimentaire et thérapeutique, et ne laisse que leurs principes actifs entièrement assimilables.

En outre, M. Bravais sait trop ce qu'il en coûte de patience, de temps et d'argent pour lancer un produit qui ne se recommande pas par lui-même, soit par l'ensemble de ses excellentes propriétés, soit par les soins de sa fabrication ; aussi apporte-t-il, chaque fois qu'il nous présente un produit nouveau, tous les soins désirables, ainsi que sa grande expérience des affaires, pour ne livrer à la consommation qu'une spécialité vraiment pratique, utile et agréable.

Nous félicitons donc chaleureusement M. Bravais pour son nouveau tonique, etc., etc.

ÉLIXIR BRAVAIS

Tonique, Nutritif et Reconstituant

AUX PRINCIPES ACTIFS

DU **COCA, GUARANA** (PAULLINIA) ET **CACAO** RÉUNIS

COCAINE, TANNATE de CAFÉINE (ou Guaranine) et THÉOBROMINE.

Après la formule du *VIN BRAVAIS*, à la Cocaïne, Caféïne et Théobromine, l'**Elixir Bravais** aux mêmes principes était tout indiqué.

Quelques personnes en effet préfèrent l'élixir à base d'alcool au vin de liqueur. L'action, du reste, de l'élixir est plus rapide avec une dose moindre.

L'**Elixir Bravais,** contenant les mêmes principes que le *VIN BRAVAIS*, peut le remplacer, en toutes circonstances, aux mêmes quantités que celles indiquées dans le gobelet gradué ; toutefois, pour les jeunes enfants, la dose devra être diminuée de moitié, soit environ un demi-verre à Madère ou à liqueur, suivant l'âge, deux ou trois fois par jour.

L'**Elixir Bravais** peut, de même que le *VIN BRAVAIS*, être pris avant le repas, comme apéritif, mais il est préférable de le prendre à la fin du repas ; il devient alors un digestif d'une grande puissance, bien supérieur à tous les élixirs de Pepsine, etc.

Il constitue une liqueur de table délicieuse que tout le monde peut consommer, à tout âge, avant, pendant ou après le repas.

Il est présenté sous quatre types différents de liqueur, au **Garus,** au **Curaçao,** au **Moka** et au **Cacao** vanillés.

(Prière de bien spécifier l'arôme qu'on désire.)

PRIX DE LA BOUTEILLE : **6** FRANCS.

Autres Produits de la Maison Raoul BRAVAIS et Cie

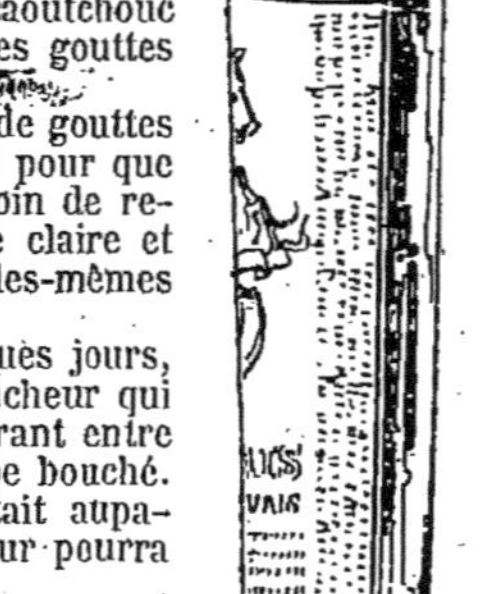

Pharmacien-Chimiste, au HAVRE (Seine-Inférieure)

PARIS — 1, Rue de Chabanais, 1 — PARIS

COMPTE-GOUTTES BRAVAIS

BREVETÉ S. G. D. G.

La médecine emploie, depuis que la chimie a fait de si prodigieuses découvertes, des remèdes d'une extrême énergie et qui exigent un dosage d'une précision mathématique. Or, les compte-gouttes ordinaires sont incommodes et défectueux ; mais celui que nous présentons au public est élégant, très exact, d'une simplicité extrême, et réunit tous les perfectionnements désirables. Il est mis en vente renfermé dans un magnifique étui ; sous cette forme portative et commode, il se recommande comme objet de première nécessité, au point de vue du dosage des médicaments.

MOYEN DE S'EN SERVIR

Une fois le flacon débouché, on place le bouchon compte-gouttes et on le fixe comme un bouchon ordinaire. On prend le flacon dans l'une ou l'autre main ; il suffit, en le tenant incliné, de presser légèrement et progressivement, avec l'index, la poche de caoutchouc sur le corps du tube, qui, par cela même, constitue un point d'appui, pour que les gouttes s'échappent jusqu'à complet affaissement de cette poche.

Il est bien entendu que, si l'on a pas obtenu, dès la première fois, le nombre de gouttes voulues, il suffit de lever l'index de dessus ladite poche et de presser de nouveau pour que le compte-gouttes fournisse une nouvelle quantité de gouttes, sans qu'il soit besoin de relever le flacon ni de déranger la main. La figure nº 1 du dessin donne une idée claire et rapide de la position que le flacon doit occuper pour que les gouttes coulent d'elles-mêmes avec la plus légère pression.

Si, par suite de la sécheresse ou d'une cessation de traitement pendant quelques jours, l'extrémité du tube venait à s'encrasser, il faudrait alors se servir du fil déboucheur qui est enroulé autour du tube. Il suffirait, pour l'employer, de dérouler ce fil en l'étirant entre les doigts pour en redresser les spirales et de l'introduire dans l'orifice du tube bouché. (Voir figure nº 2 du dessin.) Cette opération terminée, enrouler le fil tel qu'il était auparavant, travail tout naturel, qu'il est inutile de décrire davantage. Le fil déboucheur pourra servir ainsi indéfiniment.

Prix du Compte-Gouttes : UN franc.

Dépôt dans toutes les Pharmacies de France et de l'Etranger.

Fig. 1.

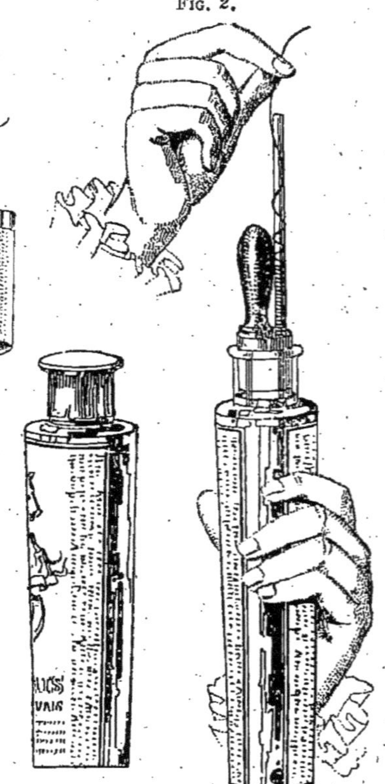

Fig. 2.

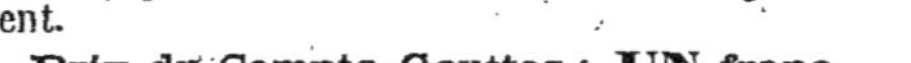

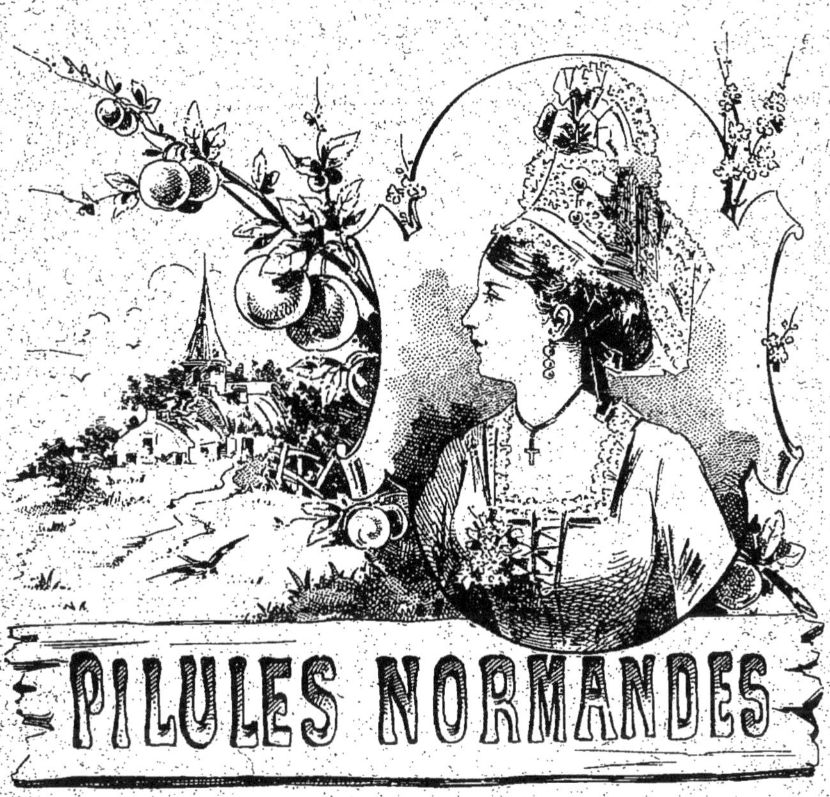

MARQUE DE FABRIQUE DÉPOSÉE

Les Normands, en gens pratiques, ont depuis longtemps déjà abandonné pour n'y plus revenir, tous les purgatifs plus ou moins échauffants, indigestes, préparés avec des produits mal dosés ou des huiles nauséabondes, etc.

Ce n'est un secret pour personne maintenant que nos jolies Normandes doivent la fraîcheur de leur teint, le vif incarnat de leurs lèvres et de leurs joues à l'usage fréquent des **Pilules Normandes** : pilules purgatives végétales, dépuratives et hygiéniques, qui réalisent le type le mieux réussi de la médication dépurative du sang, des humeurs, des glaires, etc., et laissent bien loin derrière elles toutes les préparations similaires connues.

Nous croirons en avoir fait suffisamment l'éloge quand nous aurons cité ces mots qui sont, en Normandie, passés à l'état de dicton :

NE VOUS PURGEZ JAMAIS QU'AVEC LES PILULES NORMANDES

Préparées par RAOUL BRAVAIS, chimiste (inventeur du Fer Bravais)

PRIX DE LA BOÎTE : 1fr 50

Dépôt dans toutes les Pharmacies de France et de l'Étranger

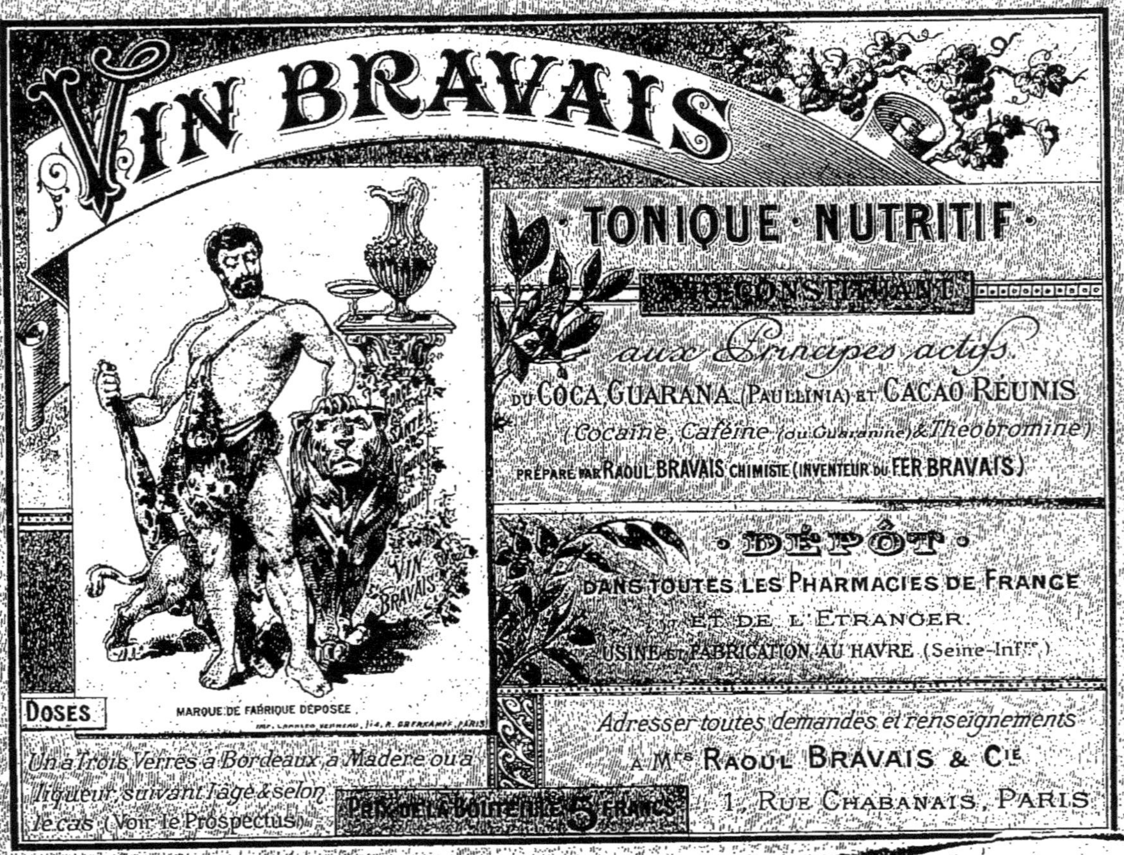

MODÈLE DE L'ÉTIQUETTE

*Existant sur les Bouteilles et les Cartons, et fac-simile du dessin gravé sur les Gobelets
du VIN BRAVAIS, brevetées s. g. d. g.*

Rouen. — Imp. E. Cagniard.

www.ingramcontent.com/pod-product-compliance
Ingram Content Group UK Ltd.
Pitfield, Milton Keynes, MK11 3LW, UK
UKHW021719090726
13657UKWH00005B/2350